U0235809

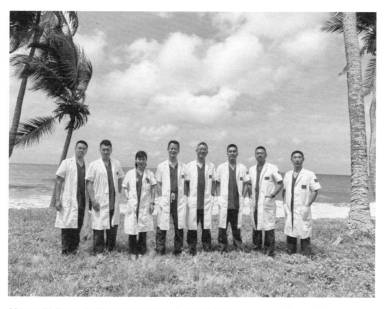

第 18 批援圣多美和普林西比中国医疗队，2023 年 6 月 15 日
18ª equipa médica chinesa a São Tomé e Príncipe，15 de junho de 2023

孕产妇健康手册

（中葡双语）

Manual de Saúde para Gestantes e Parturientes

罗星雨　张鸣　王益　主编

四川科学技术出版社

图书在版编目（CIP）数据

孕产妇健康手册：汉、葡 / 罗星雨，张鸣，王益主编.
－－ 成都：四川科学技术出版社，2024.5
ISBN 978-7-5727-1268-5

Ⅰ.①孕… Ⅱ.①罗… ②张… ③王… Ⅲ.①孕妇－
妇幼保健－手册－汉、葡②产妇－妇幼保健－手
册－汉、葡 Ⅳ.①R715.3-62

中国国家版本馆CIP数据核字(2024)第052333号

孕产妇健康手册（中葡双语）

YUN-CHANFU JIANKANG SHOUCE (ZHONG PU SHUANG YU)

主　　编　罗星雨　张　鸣　王　益

出 品 人　程佳月
策划组稿　钱丹凝
责任编辑　税萌成
封面设计　筱　亮
责任出版　欧晓春
出版发行　四川科学技术出版社
　　　　　成都市锦江区三色路238号　邮政编码　610023
　　　　　官方微博 http://weibo.com/sckjcbs
　　　　　官方微信公众号 sckjcbs
　　　　　传真 028-86361756
成品尺寸　130 mm × 185 mm
印　　张　2.75
字　　数　50千
印　　刷　四川华龙印务有限公司
版　　次　2024年5月第1版
印　　次　2024年5月第1次印刷
定　　价　28.00元

ISBN 978-7-5727-1268-5

邮　购：成都市锦江区三色路238号新华之星A座25层　邮政编码：610023
电　话：028-86361770

编者信息

主　编

罗星雨　攀枝花学院附属医院, 攀枝花, 四川, 中国

张　鸣　四川大学华西医院, 成都, 四川, 中国

王　益　四川大学华西口腔医院, 成都, 四川, 中国

副主编

蔡兆亮　四川轻化工大学, 自贡, 四川, 中国

牟　骁　四川轻化工大学, 自贡, 四川, 中国

葡语审校

蔡兆亮　四川轻化工大学, 自贡, 四川, 中国

牟　骁　四川轻化工大学, 自贡, 四川, 中国

刘　宁　四川省卫生健康委员会国际交流中心, 成都, 四川, 中国

[巴西]里卡多·贝纳德斯·佩雷拉　四川轻化工大学, 自贡, 四川, 中国

编　委

杨　波　四川大学华西口腔医院, 成都, 四川, 中国

罗士喜　雅安市人民医院, 雅安, 四川, 中国

卢　忆　攀钢集团总医院, 攀枝花, 四川, 中国

冯建国　四川省卫生健康委员会国际交流中心, 成都, 四川, 中国

樊　涛　攀枝花学院附属医院, 攀枝花, 四川, 中国

刘　鑫　四川轻化工大学, 自贡, 四川, 中国

林佳蕊　四川轻化工大学, 自贡, 四川, 中国

Nelson Bandeira　艾瑞斯·德·梅内泽斯医院, 圣多美和普林西比
　　　　　　　民主共和国

Cremilde Bragança　艾瑞斯·德·梅内泽斯医院, 圣多美和普林西比
　　　　　　　民主共和国

目录 índice

孕前篇

Antes da gravidez

早孕期篇（孕 12 周内）

Gestação(dentro de 12 semanas após a concepção)

中孕期篇（孕 12~28 周）

Gestação(vai da 12ª até a 28ª semana de gestação)

晚孕期篇（孕 28 周后）

Gestação(após a 28ª semana de gestação)

产褥期篇

Puerpério

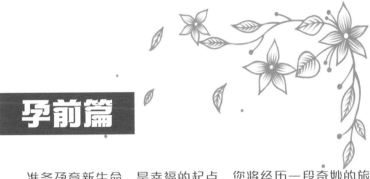

孕前篇

准备孕育新生命，是幸福的起点，您将经历一段奇妙的旅程。科学备孕，为宝贝创造一个健康的起点！

温馨提示：备孕是夫妻共同的事情，宝贝的健康也与爸爸的精子质量密切相关，因此爸爸也需要戒烟戒酒，远离辐射，补充叶酸！

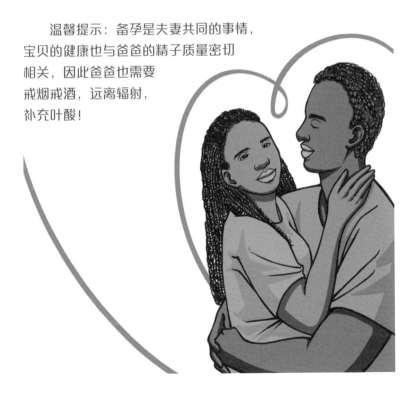

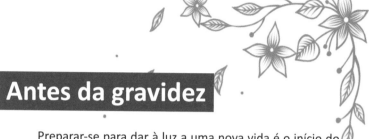

Antes da gravidez

Preparar-se para dar à luz a uma nova vida é o início do caminho para a felicidade. Você vai vivenciar uma jornada maravilhosa. Faça um pré-natal com bases científicas e crie

um ponto de partida saudável para o teu bebê! Dicas: O pré-natal é tarefa comum do casal. A saúde do bebê também tem relação com qualidade do esperma do pai. Então, o papai também precisa: parar de fumar e beber, ficar longe da radiação, e repor o ácido fólico!

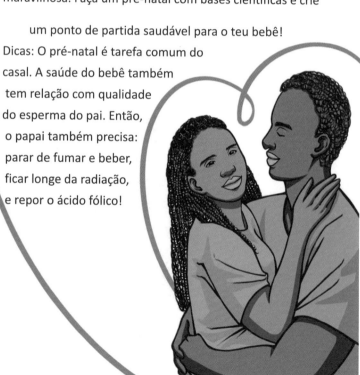

1. 叶酸补充不可忘

1. A suplementação de ácido fólico não deve ser esquecida

作用：预防宝宝神经管畸形。

Função: Prevenir a malformação do tubo neural do bebê.

时间：从备孕前 3 个月开始，至少服用到怀孕后 3 个月；整个孕期均可服用。

Tempo: Tome a partir de 3 meses antes da preparação da gravidez, pelo menos três meses após a gravidez; Pode ser tomado durante a gravidez.

用量：每次口服 0.4 mg，每天一次。

Dosagem: 0.4 mg por via oral de cada vez, uma vez por dia.

备注 1：若既往分娩过神经管畸形儿或正在服用抗癫痫药物，推荐用量增加至每天 4 mg。

Nota 1: Se você deu à luz uma criança com uma deformidade do tubo neural ou está tomando medicamentos antiepilépticos, a dose recomendada é aumentada para 4 mg por dia.

备注 2：社区医院或健康中心均可领取叶酸。

Nota 2: Nos hospitais comunitários ou centros de saúde podem receber ácido fólico.

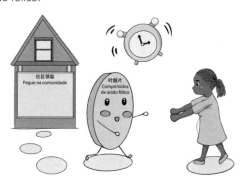

2. 口腔健康很重要
2. A saúde bucal é muito importante

备孕前需到口腔门诊做检查，如果存在龋齿或牙周炎，需要先治疗，再怀孕。

Antes de se preparar para a gravidez, você precisa ir à clínica oral para exame. Se houver cárie dentária ou periodontite, você precisa ser tratada antes da gravidez.

当患有牙周炎或龋齿时，存在于牙周的细菌会释放毒素，故此时怀孕可能影响胎儿，导致早产儿和低体重儿。

Ao sofrer de periodontite ou cárie dentária, as bactérias presentes nos periodontais liberam toxinas, então a gravidez neste momento pode afetar o feto, levando ao parto prematuro e baixo peso.

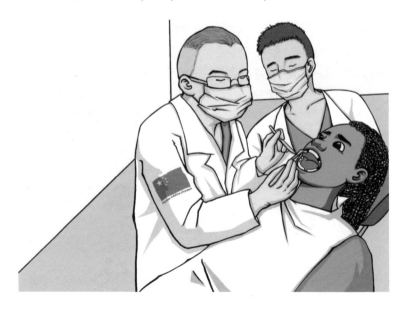

3. 备孕是否需要孕前体检？是否可服用其他药物？
3. Você precisa de um exame físico pré-gravidez para se preparar para a gravidez? Pode tomar outros medicamentos?

（1）孕前体检

（1）Exame físico pré-gravidez:

孕前体检是需要的，推荐备孕夫妻常规行孕前体检。

O exame físico pré-gravidez é necessário, e recomenda-se que o casal tenha um exame físico pré-gravidez de rotina.

孕前体检推荐行梅毒螺旋体、乙型肝炎病毒、人类免疫缺陷病毒（HIV）筛查，因为该类病原体可通过母婴垂直传播导致胎儿感染。

O exame físico pré-gravidez recomenda a triagem para sífilis, hepatite B e HIV, que podem levar à infecção fetal através da transmissão de mãe para filho.

父母双方如果有人患有梅毒或乙型肝炎，需积极治疗后，在医生的指导下再怀孕。

Se ambos os pais têm sífilis e hepatite B, precisam ser tratados ativamente e engravidar sob a orientação de um médico.

若有 HIV 感染，不推荐怀孕；对妊娠后才发现 HIV 感染者，则建议在早孕期终止妊娠。

Se houver infecção pelo HIV, a gravidez não é recomendada; Para aqueles que são encontrados infectados pelo HIV após a gravidez, recomenda-se interromper a gravidez durante o primeiro semestre início da gravidez.

推荐孕前常规行宫颈癌筛查，避免怀孕后影响疾病治疗。

Recomenda-se realizar o rastreamento do câncer do colo do útero antes da gravidez para evitar afetar o tratamento de doenças após a gravidez.

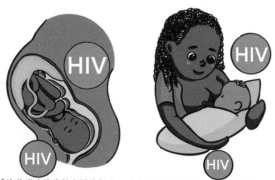

感染艾滋病病毒的女性在怀孕、分娩和哺育子女时，可通过血液、
阴道分泌物和乳汁在怀孕、分娩和哺乳时将艾滋病病毒传染给胎儿或婴儿

Quando mulheres com HIV estão grávidas, dão à luz e
amamentam seus filhos, o vírus pode ser transmitido para o feto ou bebê durante
a gravidez, parto e amamentação através do sangue, secreções vaginais e leite materno

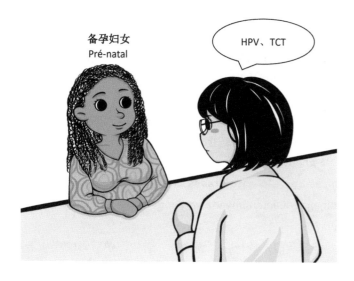

（2）药物服用

（2）Pode tomar outros medicamentos

若既往患有其他疾病，需告知专科医生自己有备孕需求，在医生指导下用药。

Se você teve outras doenças no passado, precisa informar ao especialista que se precisa preparar para a gravidez e tomar o medicamento sob a orientação do médico.

若在备孕期间患病，就诊时请及时告知妇产科医生，根据医生意见决定是否用药、如何用药及用药后可试孕的时间。

Se você estiver doente durante a preparação para a gravidez, informe o obstetra e o ginecologista a tempo e decida se deve tomar o medicamento, como tomar o medicamento e o momento em que você pode tentar a gravidez depois de tomar o medicamento de acordo com a opinião do médico.

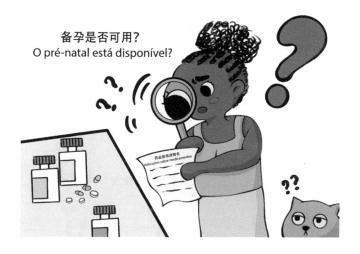

4. 体重合适才最好
4. É melhor ter o peso certo

（1）体重指数（BMI）

$$BMI = 体重（kg）/ [身高（m）]^2$$

（1）Índice de massa corporal (IMC)：IMC = peso (kg) / [altura (m)]^2

BMI < 18.5 kg/m^2，低体重；BMI 18.5 ~ 24.9 kg/m^2，标准体重；BMI 25.0 ~ 29.9 kg/m^2，超重；BMI ≥ 30.0 kg/m^2，肥胖。

IMC < 18, 5 kg/m^2, baixo peso; IMC　18, 5 ~ 24, 9 kg/m^2, peso padrão; IMC 25, 0 ~ 29, 9 kg/m^2, excesso de peso; IMC ≥ 30, 0 kg/m^2, obesidade.

标准体重的简单计算公式：标准体重（kg）= 身高（cm）– 105

Fórmula simples para calcular o peso padrão: peso padrão (kg) = altura (cm) –105

标准体重上下浮动 10% 均为正常体重。

A flutuação de 10% do peso padrão é o peso normal.

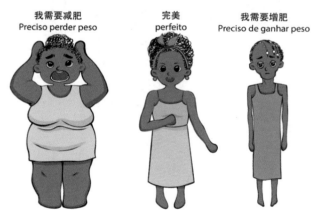

我需要减肥　　　　　　完美　　　　　　我需要增肥
Preciso perder peso　　perfeito　　　Preciso de ganhar peso

BMI ≥ 25 kg/m^2　　BMI 18.5 ~ 24.9 kg/m^2　　BMI < 18.5 kg/m^2

（2）怀孕的合适体重

（2）Peso adequado para a gravidez:

BMI 在 18.5～24.9 kg/m^2（标准体重）者最适合怀孕。

O IMC entre 18，5 e 24，9 kg/m^2 (peso padrão) é o mais adequado para a gravidez.

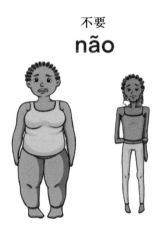

5. 生育的黄金年龄
5. A idade de ouro do parto

25～29 岁是女性生育力最旺盛的阶段。

A idade de 25 a 29 anos é o estágio mais fértil para as mulheres.

该时期女性卵子质量较好，受孕成功率高，妊娠期、分娩期和产后并发症最少。胎儿发生出生缺陷的风险也较低，利于母婴健康。

Durante esse período, os óvulos das mulheres são de boa qualidade, a taxa de sucesso da concepção é alta e há menos complicações durante a gravidez, parto e pós-parto.O risco de defeitos congênitos no feto também é baixo, o que é propício à saúde materna e infantil.

6. 既往分娩方式为剖宫产的再孕要求
6. Requisitos para a nova gravidez se o tipo de parto anterior foi cesariana

（1）既往剖宫产后，可再孕的时间要求

剖宫产后应休息至少 1 年才能再次怀孕，但最佳再孕时间是术后 2 年。

（1）Requisitos para o tempo de nova gravidez após a última cesariana:

Pelo menos 1 ano após a operação, mas o melhor momento é 2 anos após a operação.

（2）再孕后首次超声检查时间

（2）O primeiro tempo de exame de ultrassom após a nova gravidez:

再孕后需尽早做超声检查，明确妊娠囊是否靠近子宫瘢痕部位。月经规律的妇女一般在停经 35 天时，超声检查宫腔可见到圆形或椭圆形妊娠囊。故建议：剖宫产后再孕妇女停经 35 天后尽快行超声检查以明确是否为子宫瘢痕妊娠。

Após a nova gravidez, um exame de ultrassom deve ser feito o mais rápido possível para determinar se o saco gestacional está próximo da cicatriz uterina. Quando as mulheres com menstruação regular geralmente têm menopausa por 35 dias, sacos gestacionais redondos ou ovais podem ser vistos na cavidade uterina durante o exame de ultrassom. Portanto, recomenda-se que mulheres que engravidam novamente após cesariana devem fazer um exame de ultrassom o mais rápido possível, 35 dias após a menopausa, para determinar se se trata de uma gravidez cicatricial.

备注：计算停经时间应从末次月经来潮第一天开始计算。

Nota: Como calcular o tempo da menopausa: comece a partir do primeiro dia do último período menstrual.

7. 采用避孕措施后可再怀孕的时间
7. O momento em que você pode engravidar novamente depois de usar contracepção

短效避孕药：需每日口服的避孕药，停药后下一月经周期结束即可试孕。

Pílula anticoncepcional de ação curta: quanto à pílula anticoncepcional tomada por via oral todos os dias, você pode tentar engravidar" no final do próximo ciclo menstrual depois de parar a pílula.

长效避孕药：每 3 个月注射一次的长效避孕药，或皮下埋置的避孕针，停药或皮下埋剂取出后 6 个月可试孕。

Pílula anticoncepcional de ação prolongada: injeção anticoncepcional a cada 3 meses, ou agulha anticoncepcional enterrada sob a pele, pode ser testada para a gravidez 6 meses após a interrupção da droga ou remoção do agente subcutâneo.

宫内节育器：取出避孕环后，下一月经周期结束即可试孕。

dispositivo intrauterino: Depois de remover o anel contraceptivo, você pode tentar a gravidez no final do próximo ciclo menstrual.

8. 最佳受孕时间
8. O melhor momento para conceber

（1）受孕最佳时间：排卵日的前后两天。

（1）O melhor momento para conceber: dois dias antes e depois do dia da ovulação.

排卵日：下次月经前的第 14 天。

Dia de ovulação: o 14° dia antes da próxima menstruação.

卵子存活时间：12～24 小时。

Tempo de sobrevivência do ovo: 12～24 h.

（2）月经周期与排卵日的监测

（2）Monitoramento do ciclo menstrual e do dia da ovulação

月经周期：两次月经第 1 日的间隔时间为一个月经周期。一般为 21～35 天，平均 28 天（详见图 1）。

Ciclo menstrual: O intervalo entre o primeiro dia de dois períodos menstruais é um ciclo menstrual. Geralmente 21～35 dias, uma média de 28 dias (veja a Figura 1 para detalhes. Diagrama esquemático do ciclo menstrual).

月经期：为每次月经持续时间。

Período menstrual: a duração de cada período menstrual.

易孕期：排卵日的前后两天怀孕概率较高，称为易孕期，建议备孕的您在这段时间同房。

Período fértil: A probabilidade de gravidez é alta dois dias antes e depois do dia da ovulação, que é chamado de período fértil. Recomenda-se que você faça sexo durante esse período quando estiver se preparando para a gravidez.

安全期：与易孕期相比受孕概率较低，但此期间并非完全没有受孕机会。

Período seguro: Em comparação com o período fértil, a probabilidade de concepção é baixa, mas não é que não haja chance de concepção durante esse período.

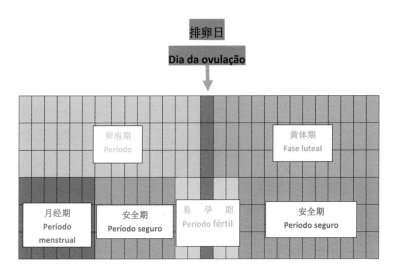

图 1　月经周期示意图（横格每一小格代表 1 天）

Figura 1: Diagrama esquemático do ciclo menstrual
(cada pequena grade representa 1 dia)

附录：备孕夫妻记录

Apêndice: Registros de casais se preparando para a gravidez

备孕年龄（妈妈）：＿＿岁

Idade de preparação para a gravidez (mãe): ＿＿ anos de idade

备孕年龄（爸爸）：＿＿岁

Idade da preparação para a gravidez (Pai): ＿＿ anos de idade

备孕开始时间：＿＿年＿＿月＿＿日

Data inicial de se preparar para a gravidez: dia＿＿ mês＿＿ ano＿＿

备孕妈妈基本情况：身高＿＿cm，体重＿＿kg，BMI＿＿kg/m²

Informações básicas de mães grávidas:altura＿＿ cm, peso＿＿ kg, IMC＿＿ kg/m²

标准体重：＿＿kg

Peso padrão: ＿＿ kg

需要：□减肥　□增重

Necessidade: □ perder peso　□ ganhar peso

减肥或增重目标：＿＿kg

Meta de perda de peso ou ganho de peso: ＿＿ kg

孕前是否有基础疾病：□有　□无

Existe uma doença básica antes da gravidez □ Sim　□ Não

基础疾病名称：＿＿＿＿＿＿＿＿＿＿

Nome da doença básica: ＿＿＿＿＿＿＿＿

早孕期篇

（孕12周内）

温馨提示：怀胎十月，是最幸福和值得纪念的一段时光。胎宝宝需要家人的悉心呵护。孕期准爸爸也需要戒烟，并给予孕妈更多的呵护和陪伴。

Gestação

(dentro de 12 semanas após a concepção)

Dicas: A gravidez é um período super feliz e memorável.
Mas os bebês precisam de muito cuidado e afeto
de parte da gestante e das famílias.
Os pais grávidos também precisam parar de
fumar e dar às mães grávidas mais
carinho e companhia.

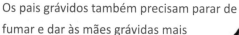

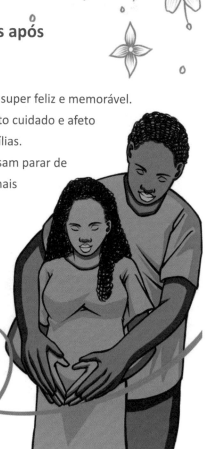

怀胎十月，妊娠过程图。

Dez meses de gestação, gráfico do processo de gestação!

怀孕月数 Meses de gravidez	1月 1mês	2月 2meses	3月 3meses	4月 4meses	5月 5meses	6月 6meses	7月 7meses	8月 8meses	9月 9meses	10月后 Após 10meses
怀孕周数 Semanas de gravidez	1~12周（早孕期） 1~12semanas（Primeiro trimestre）			12~28周（中孕期） 12~28semanas（Segundo trimestre）				28周以后（晚孕期） Após 28 semanas（Terceiro trimestre）		
反应、变化及提醒 Reações, mudanças e atenção	停经、恶心、呕吐、食欲不振、乳房胀痛。 Amenorreia、náuseas e vómitos、falta de apetite、dores e inchaço nos seios.			出现胎动，腹部逐步长大，警惕贫血、妊娠期高血压疾病、妊娠期糖尿病。 Movimentos fetais,a abdómen gradualmente aumenta,atento á anemia、à hipertensão gestacional e à diabetes gestacional.				胎儿发育增快，腹部明显增大，做好分娩准备。 O desenvolvimento do feto acelera，o abdômen aumenta significativamente，preparar-se para o parto.		

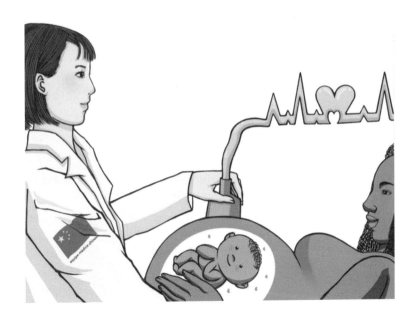

1. 早孕的表现与诊断

1. Reações e diagnóstico do primeiro trimestre

（1）表现：停经、尿频、乳房改变、早孕反应。

（1）Reação: menopausa, micção frequente, alterações mamárias, Reação precoce à gravidez.

大部分孕妇都会出现早孕反应，但存在个体差异，每位孕妇的反应症状不同，表现程度不同，少部分孕妇甚至没有明显早孕反应。常见早孕反应有恶心、呕吐等。

A maioria das mulheres grávidas terá uma reação precoce à gravidez, mas há diferenças individuais. Os sintomas de reação de cada mulher grávida são diferentes, o grau de reação é diferente e um pequeno número de mulheres grávidas nem sequer tem uma reação óbvia no início da gravidez. Reações comuns na gravidez precoce são: náuseas e vômitos.

（2）诊断：早孕检测试纸阳性（图2）、医院血液检查人绒毛膜促性腺激素（hCG）阳性、超声检查可见妊娠囊。

（2）Diagnóstico: teste de 1º trimestre de gravidez deu positivo(Figura 2), análise laboratório hospitalar de gonadotrofina coriônica human(hCG) deu positivo, o saco gestacional apresentou-se sob exame de ultrassom.

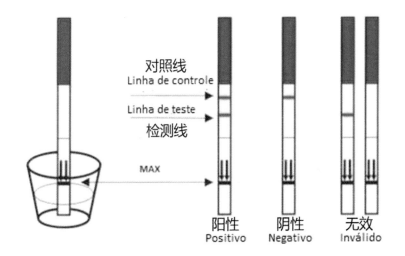

图 2　早孕检测试纸判读方法

Figura 2: Método de interpretação precoce do papel do teste de gravidez

超声检查是确定怀孕最重要的检查手段。妊娠 6 周时超声检查即可见胚芽和原始心管搏动。妊娠 $11\sim13^{+6}$ 周测量的胎儿颈后透明层厚度（nuchal translucency，NT）可作为早孕期胎儿染色体疾病筛查的指标。

O ultrassom é o método de exame mais importante para determinar a gravidez. O germe e o batimento cardíaco primitivo podem ser vistos por ultrassom às 6 semanas de gravidez. Medir a espessura da translucidez do pescoço fetal (NT) em $11-13^{+6}$ semanas de gravidez pode ser usado como um indicador para triagem de doenças cromossômicas durante o início da gravidez.

测量胎儿顶臀长（crown-rump lenth，CRL）能较准确地估算孕周，校正预产期。因此这个时间段行超声检查非常重要，建议每位孕妇都应该做超声检查。

Medir o comprimento cabeça-nádega (CCN) fetal pode estimar com mais precisão a idade gestacional e corrigir a data prevista do parto. Portanto, é muito importante fazer um exame de ultrassom durante esse período, e recomenda-se que todas as mulheres grávidas façam um exame de ultrassom.

2. 需继续补充叶酸
2. Precisa continuar a suplementar o ácido fólico

作用：预防神经管畸形。

Função: Prevenir a malformação do tubo neural.

时间：需至少服用到孕后 3 个月，可整个孕期都服用。

Tempo: Precisa ser tomado pelo menos até três meses após a gravidez, mas pode ser tomado durante toda a gravidez.

用量：每次口服 0.4 mg，每天一次。

Dosagem: 0,4 mg por via oral de cada vez, uma vez por dia.

再次提醒：若既往分娩过神经管畸形儿或正在服用抗癫痫药物，推荐用量增加至每天 4 mg。社区医院或健康中心均可免费领取叶酸。

Lembre novamente: Se você deu à luz uma criança com uma deformidade do tubo neural no passado ou está tomando medicamentos antiepilépticos, a dose recomendada deve ser aumentada para 4mg por dia. Pode receber ácido fólico gratuitamente dos hospitais comunitários ou centros de saúde.

3. 早孕期是否可吸烟、喝酒?
3. É permitido fumar e beber no primeiro tirmestre?

早孕期是发生胎儿畸形的高危期，对外界各种不良刺激最为敏感，如吸烟、饮酒、毒品、生活环境中的化学制剂、细菌或病毒感染等。

因此，整个孕期需戒烟（包括远离吸烟环境）、戒酒，更不能吸食毒品；同时应避免接触油漆、涂料等挥发性化学制剂。

o primeiro trimestre é um período de alto risco para malformações fetais e é mais sensível a vários estímulos adversos do mundo exterior, como tabacos, bebidas alcóolicas, drogas, produtos químicos no ambiente de vida, infecção por vírus bacteriano, etc.

Portanto, é necessário parar de fumar e beber álcool (incluindo ficar longe do ambiente de tabacos) durante a gravidez e não tomar drogas. Ao mesmo tempo, você deve evitar o contato com o ambiente fechado usando produtos químicos voláteis, como tintas e revestimentos.

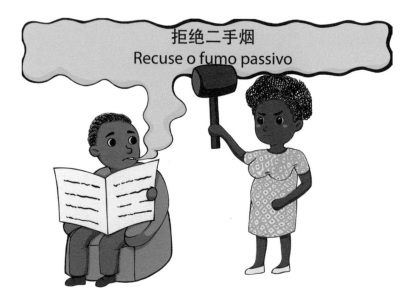

4. 口腔卫生
4. Higiene bucal

与备孕期一样，保持口腔健康非常重要。坚持每天早晚正确刷牙，饭后漱口，预防龋齿和牙周炎。

Como durante a preparação para a gravidez, é muito importante manter uma higiene bucal saudável. Insista em escovar os dentes corretamente todas as manhãs e noites, enxague a boca após as refeições e evite a cárie dentária e a periodontite.

5. 早孕期生病是否可以吃药？
5. No primeiro trimestre Pode tomar remédio se ficar doente?

早孕期是发生胎儿畸形的高危期，一些药物会有影响胎儿发育或妊娠的副作用。因此如果孕妇患病，使用药物应特别注意，用药前需咨询专科医生或药师，避免在药店自行购药治疗。

有时确实需要使用某种药物治疗疾病，而所用药物又有可能产生副作用时，需要在疾病的治疗与胎儿健康之间权衡利弊，争取孕妇和胎儿的最大获益。

o primeiro trimestre é um período de alto risco para malformações fetais e alguns medicamentos podem ter efeitos colaterais que afetam o desenvolvimento fetal ou a gravidez. Portanto, se você estiver doente, deve ter atenção especial ao uso de medicamentos, é preciso consultar um especialista ou farmacêutico antes de tomar remédios e evitar comprar remédios para tratamento em farmácias.

Às vezes é necessário o uso de determinado medicamento para tratar uma doença, e quando o medicamento utilizado pode apresentar efeitos colaterais, é preciso pesar os prós e os contras entre o tratamento da doença e a saúde do feto, para maximizar o benefícios para a gestante e para o feto.

6. 早孕期能否有性生活？
6. Pode fazer sexo durante o primeiro trimestre?

早孕期是胎儿各个系统器官形成和发育最重要的阶段，因此早孕期不推荐进行性生活，容易导致流产。

若有腹痛、阴道流血、阴道流液等异常情况时，需绝对避免性生活。

A gravidez precoce é a fase mais importante para a formação e desenvolvimento de vários órgãos do sistema fetal. Portanto, a relação sexual não é recomendada durante a gravidez precoce, pois pode facilmente levar ao aborto espontâneo;

Se você tiver dor abdominal, sangramento vaginal, corrimento vaginal e outras condições anormais, evite absolutamente relações sexuais.

7. 孕期个人卫生
7. Higiene pessoal durante a gravidez

怀孕后女性阴道分泌物会增多，阴道环境改变，抵抗力下降，感染风险增加。故孕期需勤洗澡，淋浴，禁止盆浴，每日清洗外阴、更换内裤。

Após a gravidez, as secreções vaginais das mulheres aumentarão, o ambiente vaginal mudará, a resistência diminuirá e o risco de infecção aumentará. Portanto, é necessário tomar banhos frequentes durante a gravidez, é proibido tomar banho de banheira, deve limpar a vulva e trocar de roupa íntima todos os dias.

8. 早孕反应不可怕，缓解孕吐有妙招

8. As reações do primeiro trimestre não são terríveis, e há dicas de aliviar o enjôo matinal

早孕反应由血液中增高的 hCG 引起，通常在妊娠 6 周左右出现，妊娠 8 ~ 10 周血液中 hCG 水平达高峰，之后逐步下降。因此，大多数孕妇在妊娠 8 ~ 10 周时早孕反应症状最重，之后逐步缓解。早孕反应最常见的表现是恶心、呕吐。

A reação precoce da gravidez é causada pelo aumento da gonadotrofina coriônica humana (hCG) no sangue. Geralmente ocorre por volta de 6 semanas de gravidez, e a hCG atinge seu pico no sangue entre 8 e 10 semanas de gravidez e, em seguida, diminui gradualmente. Portanto, a maioria das mulheres grávidas tem os sintomas mais graves de reação precoce à gravidez às 8-10 semanas de gravidez e, em seguida, alivia gradualmente. Os sintomas mais comuns são náuseas e vômitos.

缓解早孕反应的方法有：

Os métodos para aliviar as reações precoces da gravidez incluem:

（1）早孕期不用过分担心胎儿营养问题，不必强制进食，不必过分强调平衡膳食，忌食油腻食物，多食用谷类和水果等清淡饮食，可进食碱性食物，如馒头等。推荐少食多餐。

（1）Durante o início da gravidez, não há necessidade de se preocupar muito com a nutrição fetal, não há necessidade de forçar a alimentação, não há necessidade de enfatizar demais uma dieta balanceada, evitar alimentos gordurosos, fazer mais refeições leves, como cereais e frutas, e comer alimentos alcalinos, como pães cozidos no vapor. Recomenda-se fazer refeições pequenas e frequentes.

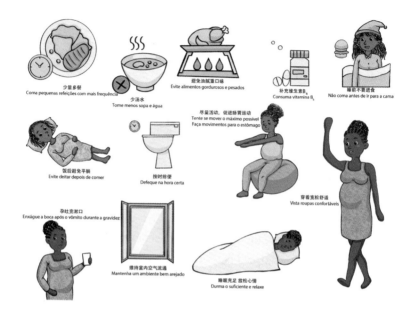

少量多餐
Coma pequenas refeições com mais frequência

少汤水
Tome menos sopa e água

避免油腻重口味
Evite alimentos gordurosos e pesados

补充维生素B₁
Consuma vitamina B₁

睡前不要进食
Não coma antes de ir para a cama

尽量活动，促进肠胃运动
Tente se mover o máximo possível
Faça movimentos para o estômago

饭后避免平躺
Evite deitar depois de comer

按时排便
Defeque na hora certa

穿着宽松舒适
Vista roupas confortáveis

孕吐完漱口
Enxágue a boca após o vômito durante a gravidez

维持室内空气流通
Mantenha um ambiente bem arejado

睡眠充足 放松心情
Durma o suficiente e relaxe

（2）若持续性剧烈呕吐，出现少尿、无尿、嗜睡、意识模糊等症状时，需警惕韦尼克脑病。该病为严重呕吐引起的维生素 B_1 缺乏所致。表现为眼球震颤、视力障碍、步态和站立姿势受影响，可发生身体木僵、昏迷甚至死亡。若发生上述症状需及时到医院就诊，严重时需住院治疗。因此，严重呕吐时应注意补充维生素 B_1。

（2）Se você tiver vômitos intensos e persistentes, oligúria, anúria, letargia, confusão e outros sintomas, você precisa estar alerta para a encefalopatia de Wernicke. A doença é causada pela deficiência de vitamina B_1 causada por vômitos intensos. Manifesta-se como nistagmo, dificiência visual, a marcha e a postura em pé são afetadas, podendo ocorrer estupor corporal, coma e até morte. Se os sintomas acima ocorrerem, você precisará ir ao hospital a tempo. Se for grave, você precisará ser hospitalizado. Portanto, atenção deve ser dada à suplementação de vitamina B_1 ao vomitar em casos graves.

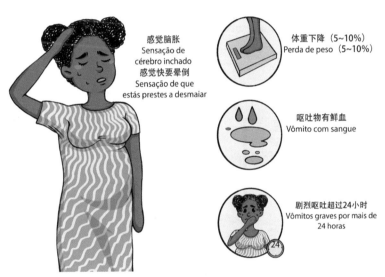

以下4种孕吐症状请就医
Consulte um médico se estes quatro sintomas de enjoo matinal aparecerem

感觉脑胀
Sensação de
cérebro inchado
感觉快要晕倒
Sensação de que
estás prestes a desmaiar

体重下降（5~10%）
Perda de peso（5~10%）

呕吐物有鲜血
Vômito com sangue

剧烈呕吐超过24小时
Vômitos graves por mais de
24 horas

（3）当出现早孕反应时应注意多休息，转移注意力，保持心情舒畅。

（3）Durante as reações na gravidez precoce, você deve prestar atenção para descansar mais, desviar a atenção e manter um bom humor.

9. 早孕期常见危险情况
9. Perigos comuns durante o primeiro trimestre

　　早孕期发生腹痛、阴道流血、阴道流液时需警惕流产、子宫瘢痕妊娠等异常情况，并及时到医院就诊。

Quanto a dor abdominal, sangramento vaginal e corrimento vaginal ocorrem na gravidez precoce, você precisa estar alerta para o aborto, cicatriz na gravidez e outras situações anormais, e procurar tratamento médico a tempo.

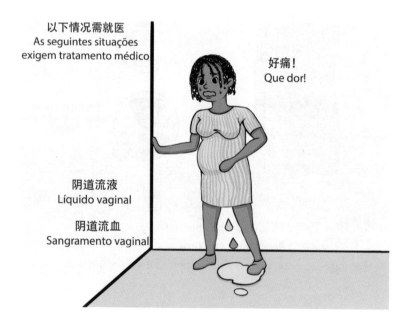

附录：那些需要记住的重要时刻

Apêndice: Aqueles momentos importantes para lembrar

末次月经的第 1 天是： ____年____月____日

O primeiro dia do último período menstrual: dia____ mês____ ano____

第一次确定怀孕的日子： ____年____月____日

A data da primeira confirmação da gravidez: dia____ mês____ ano____

第一次超声检查的日子： ____年____月____日

A data do primeiro exame de ultrassom: dia____ mês____ ano____

超声提示孕囊大小： ____cm 胚芽： ____cm

O ultrassom mosta o tamanho do saco gestacional: ____cm germe: ____cm

妊娠 11～13^{+6} 周超声检查：NT： ____cm，CRL： ____cm

Exame de ultrassom às 11～13^{+6} semanas de gravidez: NT: ____cm,
CRL: ____cm

胎儿大小是否与停经时间相符合：□是 □否

O tamanho do feto é consistente com o tempo da menopausa: □ Sim
□ Não

确认预产期： ____年____月____日

Confirme a data de vencimento: dia____ mês____ ano____

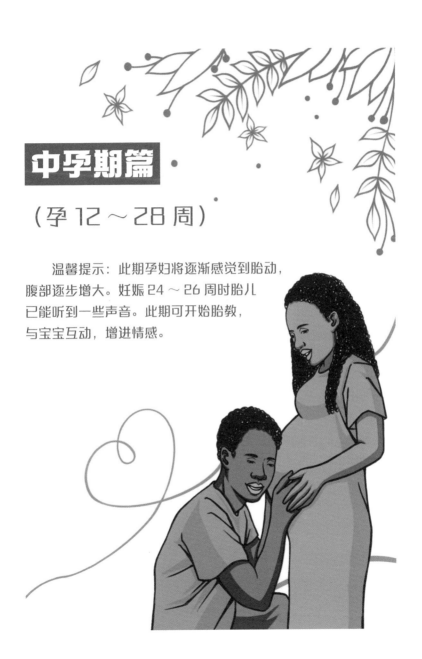

中孕期篇

（孕 12～28 周）

温馨提示：此期孕妇将逐渐感觉到胎动，腹部逐步增大。妊娠 24～26 周时胎儿已能听到一些声音。此期可开始胎教，与宝宝互动，增进情感。

Gestação

(vai da 12ª até a 28ª semana de gestação)

Dicas: Neste período, as grávidas sentirão gradualmente o movimento fetal e o abdômen aumentará gradualmente. Os fetos podem começar a ouvir alguns sons na 24ª-26ª semana de gravidez. Esse período pode ser usado para educação pré-natal, interação com o bebê e aumento do afeto entre mãe e filho.

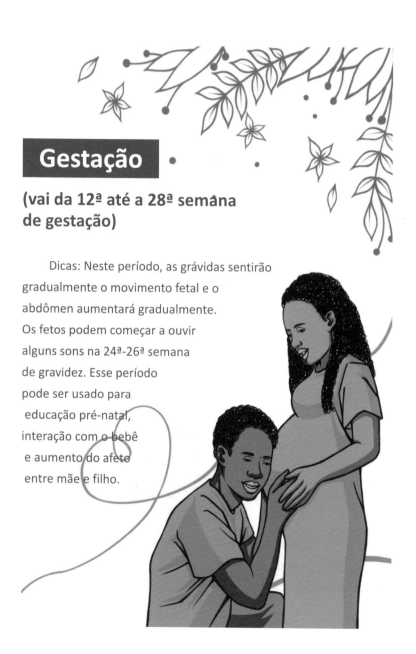

1. 中孕期营养
1. Nutrição durante o segundo trimestr

中孕期应注意平衡膳食，特别注意增加优质蛋白的摄入，适当增加奶制品摄入及补充碘，常吃含铁、钙丰富的食物。

Durante o segundo trimestre, você deve prestar atenção a uma dieta balanceada, prestar atenção especial ao aumento da ingestão de proteínas de alta qualidade, aumentar adequadamente a ingestão de laticínios e suplementar iodo, e comer alimentos ricos em ferro e cálcio.

（1）优质蛋白来源：鱼、禽、蛋、瘦肉等。特别是深海鱼类含有较多二十二碳六烯酸（docosahexaenoic acid，DHA），对胎儿大脑和视网膜发育有益，推荐每周食用2~3次。

（1）Fontes de proteínas de alta qualidade: peixes, aves, ovos, carnes magras, etc. Em particular, os peixes de águas profundas contêm mais ácido docosahexaenóico (DHA), que é benéfico para o cérebro fetal e o desenvolvimento da retina. Recomenda-se comê-lo 2 a 3 vezes por semana.

（2）孕期碘的推荐摄入量为230 μg/d，推荐食用加碘盐，且每周需摄入1~2次含碘丰富的海产品，如海带、紫菜等。

（2）A ingestão recomendada de iodo durante a gravidez é de 230 μg/dia. Recomenda-se consumir sal iodado e frutos do mar ricos em iodo, como algas e algas marinhas, 1 a 2 vezes por semana.

2. 孕期补铁
2. Suplementação de ferro durante a gravidez

孕 4 个月开始，孕妇容易继发贫血，需常规补铁，增加铁的摄入，故饮食中应多摄入含铁丰富的食物。

A partir do 4º mês de gravidez, as mulheres grávidas são propensas à anemia. Necessitam de suplementos regulares de ferro para aumentar a ingestão de ferro. Portanto, devem consumir mais alimentos ricos em ferro na sua dieta.

富含铁的食物推荐：红肉、动物肝脏或血液、蛋黄、豆类、油菜、芥菜、菠菜、莴笋叶等。

Alimentos recomendados ricos em ferro: carne vermelha, fígado ou sangue animal, gema de ovo, feijão, colza, mostarda, espinafre, folhas de alface, etc.

同时，应增加富含维生素 C 的新鲜蔬菜、水果，因为维生素 C 可促进铁的吸收。

Ao mesmo tempo, vegetais frescos e frutas ricas em vitamina C devem ser adicionados, porque a vitamina C pode promover a absorção de ferro.

若口服补铁制剂，可出现黑便，此为正常现象。

Se os suplementos de ferro forem tomados por via oral, podem aparecer fezes pretas, o que é normal.

3. 孕期补钙
3. Suplementação de cálcio durante a gravidez

孕 5 个月开始，孕妇容易继发缺钙，需注意常规补钙，同时多摄入富含钙的食物。

A partir do 5º mês de gravidez, as mulheres grávidas são propensas à deficiência de cálcio, precisando prestar atenção aos suplementos regulares de cálcio e comer mais alimentos ricos em cálcio.

富含钙的食物推荐：奶制品、豆类及豆制品，绿叶蔬菜、芝麻酱和虾皮等海产品。

Alimentos recomendados ricos em cálcio: produtos lácteos, produtos de feijão e soja, vegetais de folhas verdes, pasta de gergelim, pele de camarão e outros frutos do mar.

推荐每日应至少饮用 300 ml 牛奶或奶制品，同时补充 300 mg 钙；如没有条件口服补充钙剂，可饮用 500 ml 牛奶或奶制品。

Recomenda-se beber pelo menos 300 ml de leite ou derivados todos os dias, e suplementar 300 mg de cálcio ao mesmo tempo; se não houver condição de tomar suplementos orais de cálcio, pode-se beber 500 ml de leite ou derivados.

4. 中孕期是否可有性生活?
4. É possível fazer sexo durante o segundo trimestre?

进入中孕期后胎儿发育稳定，可适量同房，但建议频率适度，动作轻柔，以胎儿安全为重；性生活前后应注意清洗外阴，保证卫生。

Após entrar no segundo trimestre, o desenvolvimento fetal é estável e você pode fazer sexo na quantidade adequada. Porém, é recomendado que a frequência seja moderada, os movimentos sejam suaves e a segurança do feto seja a primeira prioridade. Preste atenção à limpeza da vulva antes e depois da relação sexual para garantir a higiene.

若有胎盘低置、腹痛、阴道流血、阴道流液等情况，需绝对避免性生活。

Se você tiver placenta baixa, dor abdominal, sangramento vaginal, corrimento vaginal, etc., deve evitar absolutamente relações sexuais.

5. 运动
5. Esportes

孕期可以坚持适当运动，有利于胎儿健康发育。

Você pode aderir ao exercício adequado durante a gravidez, o que é propício para o desenvolvimento saudável do feto.

运动量：推荐每天半小时左右的中等强度户外运动。（详细见图3）。应避免剧烈运动和重体力劳动。

Quantidade de exercício: Recomenda-se fazer pelo menos 30 minutos de exercícios ao ar livre de intensidade moderada todos os dias (veja detalhes abaixo). Exercícios extenuantes e trabalho físico pesado devem ser evitados.

运动项目：可根据喜好自行选择。如散步（每天至少 6 000 步）、慢速游泳、孕妇体操、瑜伽等（详细见图 3）。

Esportes: Você pode escolher de acordo com sua preferência. Tais como: caminhada (pelo menos 6.000 passos por dia), natação lenta, ginástica para gestantes, ioga, etc.

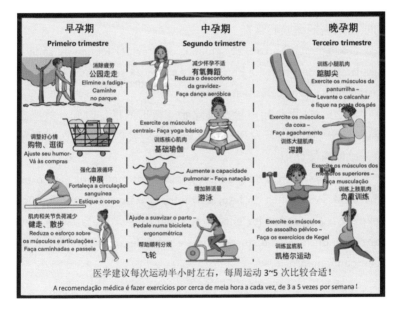

图 3　推荐的一些孕期运动

Figura 3: Alguns exercícios recomendados para mulheres grávidas durante a gravidez

6. 孕中期产检
6. Check-up pré-natal no segundo trimestre

次数：孕中期时应至少进行 2 次产检。

Número de vezes: Pelo menos 2 exames pré-natais devem ser realizados no meio da gravidez.

时间安排：孕 16～20 周时（唐氏综合征筛查）；孕 24～28 周时（妊娠期糖尿病筛查）。

Cronograma: Às 16～20 semanas de gravidez (coleta de sangue para triagem de síndrome de Down); Às 24～28 semanas de gravidez (rastreamento do diabetes gestacional).

孕 20～24 周是超声检查排除胎儿畸形的最佳时间，故一定要进行超声检查；若发现有胎儿畸形，应及时至专科医生处就诊，以便后续处理。

20～24 semanas de gravidez é o melhor momento para o exame ultrassonográfico do feto, portanto, o exame ultrassonográfico deve ser realizado; se for encontrada malformação fetal, você deve consultar um especialista a tempo e considerar o tratamento de acompanhamento.

7. 便秘
7. Constipação

孕中、晚期孕妇容易出现便秘，建议：

Grávidas no segundo e terceiro trimestres de gravidez são propensas à prisão de ventre. Recomenda-se:

（1）尽可能每天定时排便。

（1）Defecar regularmente todos os dias, tanto quanto possível.

（2）每日饮水量在 1 500 ml 左右，晨起早餐前空腹饮用一杯温开水。

（2）Beber cerca de 1 500 ml de água por dia e beber uma xícara de água morna com o estômago vazio antes do café da manhã.

（3）多食用富含膳食纤维的食物可促进肠道蠕动，减少便秘，如香蕉、苹果、芹菜等。

（3）Comer mais alimentos ricos em fibras pode promover o peristaltismo intestinal e reduzir a constipação, como banana, maçã, aipo, etc.

（4）适当进食富含乳酸菌、双歧杆菌的食物调理肠道菌群，如酸奶、奶酪。

（4）Comer adequadamente alimentos ricos em bactérias do ácido lático e bifidobactérias para regular a flora intestinal, como iogurte de bactérias do ácido lático, e queijo.

（5）适量运动有助排便，如前述推荐的孕期运动。

（5）O exercício moderado pode ajudar a defecar durante a gravidez, conforme esporte mencionado acima.

8. 体重管理
8. Controle de peso

孕期合理控制体重很重要。体重增长太少有营养不足、胎儿发育不良的风险；而体重增长太多容易发生妊娠期高血压和妊娠期糖尿病。

É importante controlar seu peso razoavelmente durante a gravidez. Muito pouco ganho de peso tem o risco de desnutrição e displasia fetal; enquanto muito ganho de peso é propensa a hipertensão gestacional e diabetes gestacional.

每位孕妇都应该每周自测体重并做好记录，若连续 2 周体重增长过多或过少，特别是连续 2 周每周体重增长超过 0.5 kg，需引起重视并去医院就诊。孕期体重增长推荐量见表 1。

Recomenda-se que toda gestante meça seu peso semanalmente e mantenha registros. Se o ganho de peso for muito ou pouco por duas semanas consecutivas, especialmente se o ganho de peso ultrapassar 0, 5 kg por semana durante duas semanas consecutivas, precisa-se prestar atenção e vai ao hospital para exame. O ganho de peso recomendado durante a gravidez é mostrado na tabela abaixo.

表 1 孕期体重增长推荐量（根据孕前 BMI）

Tabela 1 Quantidade recomendada de ganho de peso durante a gravidez
(de acordo com o IMC antes da gravidez)

孕前体重 Peso antes da gravidez	BMI（kg/m²） IMC（kg/m²）	孕期体重总增长范围（kg） Faixa de crescimento total durante a gravidez（kg）	增重速率（kg/周） Taxa de ganho de peso （kg/semana）
低体重 Peso baixo	<18,5	12,5～18,0	0,51（0,44～0,58）
标准体重 Peso padrão	18,5～24,9	11,5～16,0	0,42（0,35～0,50）
超重 Sobrepeso	25,0～29,9	7,0～11,5	0,28（0,23～0,33）
肥胖 Obesidade	≥ 30,0	5,0～9,0	0,22（0,17～0,27）

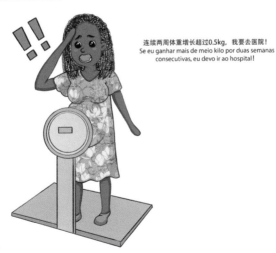

连续两周体重增长超过0.5kg，我要去医院！
Se eu ganhar mais de meio quilo por duas semanas
consecutivas, eu devo ir ao hospital!

9. 需要立即就医的危险情况
9. Emergências que requerem atenção médica imediata

当出现下列不适或症状时，常常提示可能出现相应的危险情况，应及时就医。

Quando os seguintes desconfortos ou sintomas ocorrem, muitas vezes é indicado que pode haver situações perigosas correspondentes, e você deve consultar um médico a tempo.

危险情况包括：腹痛、阴道流液、阴道流血（警惕流产）、头晕眼花（警惕孕期贫血及妊娠期高血压疾病）、胎动异常（警惕胎死宫内）、严重浮肿（警惕低蛋白或妊娠期高血压疾病）、血压升高（警惕妊娠期高血压疾病）。

Os sintomas de perigo incluem: dor abdominal, líquido vaginal, sangramento vaginal (cuidado com aborto espontâneo), tontura (cuidado com anemia durante a gravidez e hipertensão induzida pela gravidez), movimento fetal anormal (cuidado com morte fetal intrauterina), edema grave (cuidado com níveis baixos de proteína ou pressão arterial elevada durante a gravidez), pressão arterial elevada (cuidado com doença hipertensiva durante a gravidez).

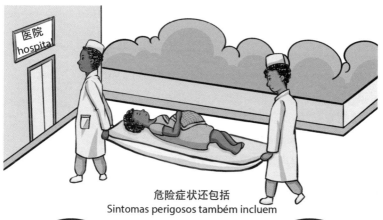

危险症状还包括
Sintomas perigosos também incluem

短时间体重增加过多
Aumento excessivo de peso

腹痛
Dor abdominal

发热
Febre

剧烈呕吐
Vômitos graves

不能进食
Incapacidade de comer

心慌
Pânico

憋气
Sensação de sufocamento

血压升高
Pressão sanguínea elevada
(BP>140/90 mmHg)

阴道流液
Líquido vaginal

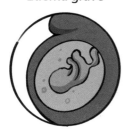

严重浮肿
Edema grave

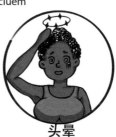

头晕
Tonturas

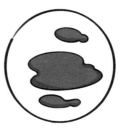

胎动异常
Movimento fetal anormal

阴道出血
Sangramento vaginal

附录：那些需要记住的特殊时刻
Apêndice: Aqueles momentos especiais para lembrar

第一次感觉到胎动的日子：＿＿年＿＿月＿＿日

O dia em que senti o movimento fetal pela primeira vez: dia＿＿ mês＿＿

ano＿＿

产前筛查结果：□正常 □异常

Resultados do rastreio pré-natal: □ normal □ anormal

孕 20～24 周超声检查是否查见胎儿畸形：□是 □否

O exame ultrassonográfico de 20～24 semanas de gravidez detecta

malformação fetal: □ sim □ não

胎儿畸形情况：＿＿＿＿＿＿＿＿＿＿＿＿

Situação da malformação fetal: ＿＿＿＿＿＿＿＿＿＿

孕 24～28 周血糖是否正常：□是 □否

Açúcar no sangue é normal às 24～28 semanas de gravidez: □ Sim □ não

血糖结果：

Resultados de açúcar no sangue:

孕期血压是否正常：□是 □否

A pressão arterial é normal durante a gravidez: □ sim □ não

血压值范围：＿＿＿＿＿＿＿＿＿＿＿

Faixa de valores de pressão arterial: ＿＿＿＿＿＿＿＿＿＿

晚孕期篇

（孕 28 周后）

温馨提示：此期需注意监测胎动，胎动增加或减少 50% 以上均提示胎儿缺氧可能。鼓励顺产及母乳喂养，做好分娩准备。

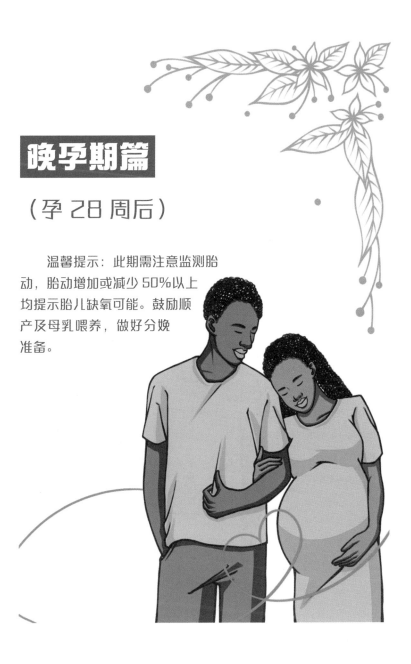

Gestação

(após a 28ª semana de gestação)

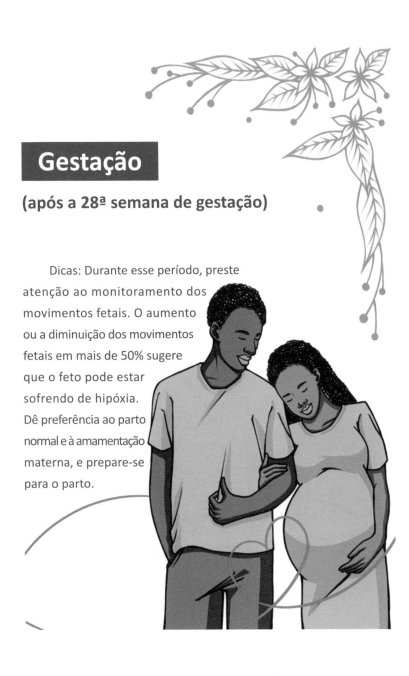

Dicas: Durante esse período, preste atenção ao monitoramento dos movimentos fetais. O aumento ou a diminuição dos movimentos fetais em mais de 50% sugere que o feto pode estar sofrendo de hipóxia. Dê preferência ao parto normal e à amamentação materna, e prepare-se para o parto.

1. 饮食、运动、体重管理
1. Controles da dieta, exercício e peso

与中孕期相同。

São as mesmas do segundo semestre da gestação.

2. 晚孕期产检
2. Exames do terceiro trimestre da gravidez

（1）次数：孕晚期亦应至少进行 2 次产检。

（1）Frequência: Pelo menos dois exames de pré-natal devem ser feitos no terceiro trimestre de gestação.

（2）时间安排

（2）Cronograma

孕 28～36 周：必查项目包括体重、血压、宫高、腹围、胎心、血常规、尿常规，晚孕期进行一次肝肾功能检查。

Nas 28ª～36ª semanas de gravidez: os exames obrigatórios incluem peso, pressão arterial, altura do útero, circunferência abdominal, coração do feto, sangue, urina e um teste de função hepática e renal.

孕 36 周后：必查项目包括体重、血压、宫高、腹围、胎心、血常规、尿常规；建议项目有胎心监测、超声检查。

Após a 36ª semana de gravidez, os exames obrigatórios incluem: peso, pressão arterial, altura uterina, circunferência abdominal, coração fetal, sangue e urina. Exames recomendados: monitoramento do coração fetal, ultrassom.

3. 胎动监测
3. Monitoramento dos movimentos fetais

胎动监测是孕妇自我评估胎儿在子宫内是否安全的有效、简单、经济的方法。

O monitoramento dos movimentos fetais é um método eficaz, simples e econômico para que as gestantes avaliem se o feto está seguro no útero.

建议每天早晨（如 7 点）、中午（如 13 点）、夜晚（如 20 点）的固定时间各监测胎动 1 次，每次 1 小时，连续胎动算 1 次。将监测结果做好记录，便于查询比较。可自行制作如下的"胎动监测记录表"（见表 2 ）。

Recomenda-se monitorar os movimentos fetais uma vez por dia pela manhã (por exemplo, 7h00), uma vez por volta do meio-dia (por exemplo, 13h00) e uma vez à noite (por exemplo, 20h00). O monitoramento deve ser feito em um horário fixo e por uma hora a cada vez. Os movimentos fetais consecutivos são contados como uma vez. Os resultados do monitoramento devem ser registrados para facilitar a referência e a comparação. O "Registro de Movimentos Fetais" abaixo pode ser feito por você mesma.

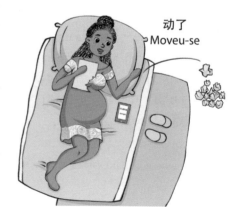

　　将每天相同时段的胎动进行横向对比，即每天早晨的胎动次数相比、中午之间相比、夜晚之间相比；若胎动次数在某段时间明显增加或减少达到 50%，则提示胎儿有缺氧可能，需到医院就诊。

Compare horizontalmente os movimentos fetais no mesmo horário do dia. Isto é, os números de movimentos pela manhã são comparados entre si, os números de movimentos ao meio-dia são comparados entre si e os números de movimentos à noite são comparados entre si. Se o número de movimentos em um determinado horário do dia aumentar ou diminuir significativamente em até 50%, isso sugere que há possibilidade de falta de ar e é necessário ir ao hospital.

　　若某一次胎动计数少于 3 次 / 小时，则需警惕，应继续连续记录 2 小时，若胎动计数少于 10 次 /2 小时，则提示有胎儿缺氧可能，需及时到医院就诊。

Se a contagem de movimentos fetais for inferior a 3 vezes/hora em qualquer momento, é necessário ficar atenta e continuar a registrar continuamente por 2 horas. Se a contagem de movimentos fetais for inferior a 10 vezes/2 horas, isso sugere que há possibilidade de falta de ar fetal e é necessário ir ao hospital a tempo para consulta médica.

表 2　胎动监测记录表

Tabela 2　Formulário de registro de monitoramento dos movimentos fetais

孕周 Período de gestação	30	30^{+1}	30^{+2}	30^{+3}	30^{+4}	30^{+5}	30^{+6}	31	31^{+1}	31^{+2}	31^{+3}	31^{+4}	31^{+5}	31^{+6}
胎动（早） Movimento fetal (de manhã)														

续表 Continuação databela

孕周 Período de gestação	30	30^{+1}	30^{+2}	30^{+3}	30^{+4}	30^{+5}	30^{+6}	31	31^{+1}	31^{+2}	31^{+3}	31^{+4}	31^{+5}	31^{+6}
胎动 (中) Movimento fetal (à tarde)														
胎动 (晚) Movimento fetal (à noite)														
孕周 Período de gestação	32	32^{+1}	32^{+2}	32^{+3}	32^{+4}	32^{+5}	32^{+6}	33	33^{+1}	33^{+2}	33^{+3}	33^{+4}	33^{+5}	33^{+6}
胎动 (早) Movimento fetal (de manhã)														
胎动 (中) Movimento fetal (à tarde)														
胎动 (晚) Movimento fetal (à noite)														
孕周 Período de gestação	34	34^{+1}	34^{+2}	34^{+3}	34^{+4}	34^{+5}	34^{+6}	35	35^{+1}	35^{+2}	35^{+3}	35^{+4}	35^{+5}	35^{+6}
胎动 (早) Movimento fetal (de manhã)														
胎动 (中) Movimento fetal (à tarde)														
胎动 (晚) Movimento fetal (à noite)														

续表 Continuação databela

孕周 Período de gestação	36	36⁺¹	36⁺²	36⁺³	36⁺⁴	36⁺⁵	36⁺⁶	37	37⁺¹	37⁺²	37⁺³	37⁺⁴	37⁺⁵	37⁺⁶
胎动（早） Movimento fetal (de manhã)														
胎动（中） Movimento fetal (à tarde)														
胎动（晚） Movimento fetal (à noite)														
孕周 Período de gestação	38	38⁺¹	38⁺²	38⁺³	38⁺⁴	38⁺⁵	38⁺⁶	39	39⁺¹	39⁺²	39⁺³	39⁺⁴	39⁺⁵	39⁺⁶
胎动（早） Movimento fetal (de manhã)														
胎动（中） Movimento fetal (à tarde)														
胎动（晚） Movimento fetal (à noite)														
孕周 Período de gestação	40	40⁺¹	40⁺²	40⁺³	40⁺⁴	40⁺⁵	40⁺⁶	41	41⁺¹	41⁺²	41⁺³	41⁺⁴	41⁺⁵	41⁺⁶
胎动（早） Movimento fetal (de manhã)														
胎动（中） Movimento fetal (à tarde)														
胎动（晚） Movimento fetal (à noite)														

4.需入院待产的产兆
4. Ameaça de trabalho de parto que exigem entrada no hospital para o parto

（1）初产妇

（1）Mães de primeira viagem

出现规律子宫收缩的表现，即：阵痛发作，每5~6分钟一次，一次持续30秒以上时，这就是即将生产的预兆，应及时入院待产。

A presença de contrações uterinas regulares, ou seja, dores de parto que ocorrem a cada 5~6 minutos e duram mais de 30 segundos por vez, é um sinal de que o trabalho de parto é iminente, e você deve ser levada ao hospital a tempo de dar à luz.

（2）经产妇

（2）Mães que passaram por um parto

出现子宫收缩的阵痛，间隔10~15分钟一次，或出现阴道流血、阴道流液等情况，这就是即将生产的预兆，应及时入院待产。

Contrações uterinas (ou seja, dores de parto) a cada 10~15 minutos, ou sangramento vaginal, água vaginal, etc., são um sinal de que você está prestes a dar à luz, e você deve ser levada ao hospital a tempo.

特别情况：若超预产期一周仍未出现生产预兆，也需及时入院进行引产。

Casos especiais: Se não houver sinal de trabalho de parto uma semana após a data prevista, também é necessário ser internada no hospital a tempo para a indução do trabalho de parto.

5.分娩方式的选择
5. Escolha do modo de parto

原则上应尽量选择经阴道分娩，进行充分试产。产程中应少量多次进食，食用牛奶、巧克力、香蕉等易消化、高热量的食物，多饮水，保持充足体力以利于生产，勤排小便。

Em princípio, o parto natural deve ser escolhido na medida do possível, e uma tentativa completa do trabalho de parto deve ser realizada. Durante o trabalho de parto, deve-se ingerir pequenas quantidades de alimentos várias vezes, consumir alimentos de fácil digestão e com alto teor calórico, como leite, chocolate, banana etc., e beber bastante água para manter a força física suficiente para facilitar o trabalho de parto, além de urinar com frequência.

（1）阴道分娩的益处

（1）Benefícios do parto natural

无手术风险，创口小，恢复快；有利于母乳喂养；有助于新生儿呼吸、神经及免疫系统的发育与成熟。

Não apresenta riscos cirúrgicos, a ferida é pequena e a recuperação é rápida; facilita a amamentação; ajuda no desenvolvimento e na maturação dos sistemas respiratório, nervoso e imunológico dos recém-nascidos.

因此，在没有下述绝对需要剖宫产指征时，应努力坚持经阴道顺产，避免随意剖宫产。

Portanto, deve-se insistir no parto natural e evitar a cesariana quando não houver indicação da necessidade absoluta de cesariana, como nos casos abaixo.

（2）需要剖宫产结束分娩的情况

（2）Situações que exigem uma cesárea para encerrar o trabalho de parto:

A. 娩出道异常：如存在前置胎盘、胎盘早剥等情况。

A. Anormalidades do canal do parto: por exemplo, se a placenta prévia estiver presente, descolamento da placenta, etc.

B. 骨盆异常：如骨盆狭窄、骨盆畸形等，造成产道狭窄，难以顺产。

B. Anomalias pélvicas: como estenose pélvica e deformidades pélvicas, que causam estreitamento do canal de parto e dificultam o parto normal.

C. 孕妇出现先兆子痫或重度子痫等危险情况。

C. Condições perigosas, como pré-eclâmpsia ou eclâmpsia grave em mulheres grávidas.

D. 出现胎儿窘迫征象，需立即娩出胎儿，保护胎儿生命安全。

D. Sinais de sofrimento fetal, os quais exigem o parto imediato e a proteção da vida do feto.

E. 胎位异常：如完全或不完全臀位、横位等，难以经阴道顺产。

E. Posição fetal anormal: por exemplo, pélvis completa ou incompleta, posição transversal etc., o que dificulta o parto normal.

F. 多胎妊娠：多胎妊娠可能增加顺产的风险，因此选择剖宫产较为安全。

F. Gestações múltiplas: Gestações múltiplas podem aumentar o risco de um parto normal, tornando mais seguro optar por uma cesariana.

G. 瘢痕子宫：既往子宫手术史或剖宫产手术史的患者，建议剖宫产结束分娩，以降低子宫破裂等并发症风险。

G. Útero com cicatrizes: As pacientes com histórico de cirurgia uterina anterior ou cesariana são aconselhadas a terminar o trabalho de parto com uma cesariana para reduzir o risco de complicações, como ruptura uterina.

6. 需要立即就医的危险情况
6. Condições que exigem atenção médica imediata

出现下列症状时，常提示孕妇或胎儿可能出现危险情况，应立即到医院就诊。

A presença dos sintomas a seguir geralmente indica que a gestante ou o feto podem estar em uma situação perigosa e devem ser atendidos imediatamente.

这些症状包括：腹痛、阴道流血、阴道流液（警惕早产、临产及胎盘异常）、头晕眼花（警惕孕期贫血及妊娠期高血压疾病）、胎动异常（警惕胎儿宫内窘迫）、严重浮肿（警惕低蛋白或妊娠期高血压疾病）、血压升高（警惕妊娠期高血压疾病）。

Esses sintomas incluem: dor abdominal, sangramento vaginal; líquido vaginal (esteja alerta para trabalho de parto prematuro, trabalho de parto e anormalidades placentárias); tontura (esteja alerta para a anemia na gravidez e distúrbios hipertensivos da gravidez); movimento fetal anormal (esteja alerta para o sofrimento intrauterino fetal), inchaço grave (esteja alerta para baixa proteína ou distúrbios hipertensivos da gravidez) e pressão arterial elevada (esteja alerta para distúrbios hipertensivos da gravidez).

附录：需要记住的特殊时刻
Apêndice: Dias especiais para recordar

预产期：____年____月____日

Data prevista do parto: dia____ mês____ ano____

孕晚期产检结果：

Resultados dos exames de pré-natal no terceiro trimestre de gestação

体重：____kg   血压：____mmHg

Peso：____kg   Colesterol：____mmHg

宫高：____cm 腹围：____cm

Altura uterina：____cm   Circunferência abdominal：____cm

胎心：____次 / 分

Batimento cardíaco fetal：____vez/min

血常规：□ 正常 □异常，异常内容：_____

Exame de sangue：□ normal，□ anormal，anomalia：_____

尿常规：□正常 □异常，异常内容：_____

Exame de urina：□ normal □ anormal，anomalia：_____

建议项目：_____

Exames sugeridos：_____

胎心监测：□正常 □异常，异常情况：_____

Frequência cardíaca fetal：□ normal □ abnormal，anomalia：_____

超声检查：□正常 □异常

Ecografia：□ normal □ abnormal

超声检查结果：_____

_____

Resultados ultrassonográficos：_____

_____

产褥期篇

　　温馨提示：分娩后，孕妇正式成为一名妈妈，此期需要尽快适应身份的转变，科学坐"月子"，争取使身体尽快恢复到孕前状态。

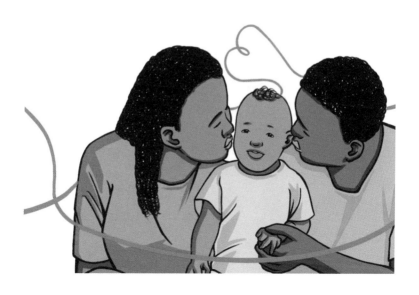

Puerpério

Dicas: após o parto, a gestante se torna oficialmente mãe. Nesse período, ela precisa se adaptar o mais rápido possível à identidade da mudança para uma mãe, passar "o mês" cientificamente, e se esforçar para que o corpo retorne o mais rápido possível ao estado anterior à gravidez.

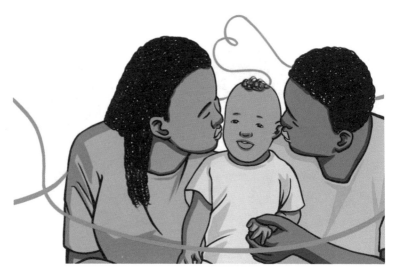

1. 产后恢复时间
1. Tempo de recuperação pós-parto

从胎盘娩出至产妇全身各器官（除乳腺外）恢复至正常未孕状态所需的这段时间，称为产褥期，通常为 6 周。大部分产妇在这段时间内各器官功能可恢复良好。

O período de tempo entre a saída da placenta e o retorno de todos os órgãos do corpo da mãe (exceto as glândulas mamárias) ao seu estado normal de não gravidez é chamado de puerpério. Geralmente, o período dura seis semanas e a maioria das mulheres se recupera bem nesse período.

2. 产后宫缩痛
2. Dor de contração uterina pós-parto

在分娩后，子宫恢复过程中收缩引起的下腹阵发性疼痛，称为产后宫缩痛。常常在产后 1 ～ 2 日出现，一般持续 2 ～ 3 日可自然消失。这种疼痛多见于经产妇，是一种正常现象，不需用药治疗。

A dor paroxística no abdome inferior causada pelas contrações do útero durante a recuperação após o parto é chamada de dor da contração uterina pós-parto. Ela costuma aparecer de 1 a 2 dias após o parto e, em geral, desaparece naturalmente após dois a três dias. Esse tipo de dor é observado principalmente em mulheres menstruadas e é um fenômeno normal que não precisa ser tratado com medicamentos.

产后哺乳时，还可能出现反射性宫缩使疼痛增加，也是正常现象，不需特殊用药。

Ao amamentar após o parto, também pode haver contrações reflexas que aumentam a dor, o que também é normal e não requer medicação especial.

3. 产后恶露
3. Loquiação pós-parto

产后子宫蜕膜脱落，与血液混合后经阴道排出，称为恶露。恶露有血腥味，但无臭味，一般持续 4～6 周。

Após o parto, o revestimento uterino se desprende, mistura-se com sangue e é expelido pela vagina, o que é chamado de loquiação. A loquiação tem gosto de sangue, mas é sem cheiro e geralmente dura de 4 a 6 semanas.

恶露的性质：刚开始为血性恶露（鲜红色），持续 3～4 天后变为浆液恶露（淡红色），再持续 10 天左右将变为白色恶露（白色），持续 3 周左右消失。

A natureza dos lóquios: no início são sanguinolentos (vermelho vivo), depois de 3 a 4 dias mudam para plasma (vermelho claro), depois, por cerca de 10 dias, mudam para branco. A loquiação dura cerca de 3 semanas e depois os lóquios desaparecem.

特别注意：若恶露数量增多、血性恶露持续时间延长且伴有臭味，需警惕感染，应及时到医院就诊。

Observação especial: Se o número de lóquios aumentar, a duração dos lóquios sanguinolentos for prolongada e acompanhada por um odor desagradável, é necessário estar alerta para a infecção e deve-se procurar atendimento médico a tempo.

4. 褥汗
4. Excesso de suor

产后 1 周左右，皮肤排泄功能较旺盛，会有大量汗液排出，以夜间睡眠和初醒时更明显，这是产后恢复的正常过程，不属于病理状态。

Cerca de uma semana após o parto, a função excretora da pele está mais vigorosa, ou seja, haverá muita secreção de suor. O sono noturno e o primeiro despertar são mais óbvios. Esse é o processo normal de recuperação pós-parto, não é sintoma de uma doença.

由于出汗较多，此时应注意补充水分，防止脱水及中暑。

Como você transpira mais, deve ter o cuidado de se hidratar nesse momento para evitar a desidratação e a insolação.

5. 月经的恢复
5. Recuperação da menstruação

月经复潮及恢复排卵的时间受哺乳影响。

O momento do retorno da menstruação e a retomada da ovulação serão afetados pela amamentação.

不哺乳产妇：恢复月经时间为 6～10 周。恢复排卵时间多在产后 10 周左右。

Mães que não estão amamentando: o retorno da menstruação leva cerca de 6 a 10 semanas. A retomada da ovulação ocorre com mais frequência em torno de 10 semanas após o parto.

哺乳产妇：恢复月经时间为 4～6 个月；但有部分产妇在哺乳期间月经持续不来潮，恢复排卵时间也较不哺乳产妇慢。

Mães que estão amamentando: o retorno da menstruação leva cerca de 4 a 6 meses; porém, algumas mães continuam sem menstruar durante a amamentação. A ovulação também é retomada mais lentamente do que em mulheres que não amamentam.

特别注意：产后较晚月经复潮者，在首次月经来潮前常有排卵，故哺乳产妇月经虽未复潮，却仍有受孕可能，故在此期间同房需做好避孕措施。

Observação especial: Mulheres com menstruação tardia após o parto geralmente têm ovulação antes da primeira menstruação. Então, embora as mães que amamentam não tenham menstruado novamente, elas ainda têm a possibilidade de concepção. Portanto, a contracepção é necessária durante a relação sexual.

6. 产后恢复性生活的时间
6. Tempo para a retomada da relação sexual após o parto

绝大部分妇女产后 6 周可完全度过产褥期，身体恢复良好后即可恢复夫妻同房，但应特别注意需采取避孕措施，尤其是恢复产后需首次月经前同房要注意避孕。

A grande maioria das mulheres já passou completamente do puerpério seis semanas após o parto. Elas podem retomar a relação conjugal depois que seu corpo se recuperar bem. Mas atenção especial deve ser dada às medidas contraceptivas. A contracepção também é necessária para retomar a relação sexual antes do primeiro período menstrual.

避孕方法选择

Escolha do método contraceptivo

（1）首选工具避孕，如避孕套。

（1）Contracepção instrumental preferida, como preservativos.

（2）口服避孕药：若母乳喂养期间使用口服避孕药，应选择不含雌激素、仅含孕激素的避孕药物。

（2）Contraceptivos orais: Se forem usados anticoncepcionais orais durante a amamentação, escolha um anticoncepcional sem estrogênio e contendo apenas progestógeno.

（3）宫内节育器避孕：顺产产妇在产后 3 个月，剖宫产在术后 6 个月可放置节育器，若月经复潮放置时间应在月经干净后 3～7 天，若月经未复潮则放置时间不限制。

（3）Contracepção com dispositivo intrauterino (DIU): os DIUs podem ser colocados 3 meses após o parto normal e 6 meses após a cesárea, se vier a menstruação e devem ser colocados de 3 a 7 dias após a menstruação, se não revier menstruação,podem ser colocado no qualquer dia.

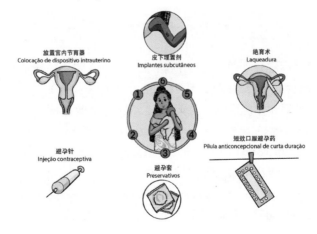

避孕措施示意图 Diagrama de medidas contraceptivas

7. 盆底功能锻炼
7. Exercícios do assoalho pélvico

分娩过程会有不同程度的软组织损伤，如盆底肌纤维的部分撕裂等，这些损伤将导致盆底肌肉和筋膜弹性降低，因此产褥期应尽量避免过早进行重体力劳动。

Haverá diferentes graus de lesões musculares e de tecidos moles durante o parto, como ruptura parcial das fibras musculares do assoalho pélvico etc. As lesões levarão a uma diminuição da elasticidade dos músculos e da fáscia do assoalho pélvico, portanto, o trabalho físico pesado deve ser evitado o máximo possível no estágio inicial do puerpério.

建议尽早开始产后康复训练。缩肛运动可帮助恢复盆底肌肉弹性，促进产后康复。

Recomenda-se que a reabilitação pós-natal seja iniciada o mais cedo possível. Os exercícios de retração anal podem ajudar a restaurar a flexibilidade dos músculos do assoalho pélvico e promover a recuperação pós-parto.

缩肛运动：经典方法为凯格尔运动。将阴道、尿道肌肉绷紧进行收缩，持续 5 秒，然后放松（详见图示范）。上述运动可不受时间和体位限制，每天 1～2 组，每组做 10 次。

Exercício de contração anal: O método clássico é o exercício de Kegel. Os músculos da vagina e da uretra são tensionados e contraídos por 5 segundos e depois relaxados (veja a demonstração abaixo). Os exercícios acima podem ser realizados independentemente do tempo e da posição, com 1-2 séries de 10 repetições por dia.

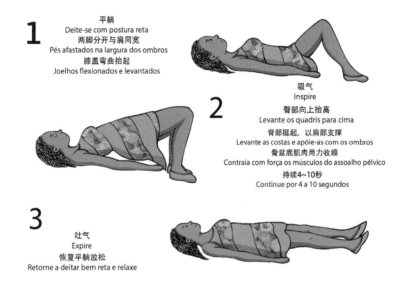

1 平躺
Deite-se com postura reta
两脚分开与肩同宽
Pés afastados na largura dos ombros
膝盖弯曲抬起
Joelhos flexionados e levantados

2 吸气
Inspire
臀部向上抬高
Levante os quadris para cima
背部挺起，以肩部支撑
Levante as costas e apóie-as com os ombros
骨盆底肌肉用力收缩
Contraia com força os músculos do assoalho pélvico
持续4~10秒
Continue por 4 a 10 segundos

3 吐气
Expire
恢复平躺放松
Retorne a deitar bem reta e relaxe

凯格尔运动示意图 Esquema do movimento de Kegel

8. 个人卫生
8. Higiene pessoal

产褥期应保证产妇生活环境清洁舒适，经常开窗通风，保持室内空气新鲜，避免中暑。

Durante o puerpério, devemos garantir que o ambiente de convivência da mãe seja limpo e confortável. Abra frequentemente as janelas para ventilação, a fim de manter o ar interno fresco e evitar insolação.

产褥期产妇可淋浴洗澡，但不可盆浴。勤换衣物，每天用温水清洗外阴，保持卫生；同时应注意口腔卫生（与备孕期、孕期内容相同）。

A ducha é permitida, mas não o banho em uma bacia. Troque de roupa regularmente e lave a vulva com água morna todos os dias para manter a higiene. A higiene bucal também deve ser observada (da mesma forma que na preparação para e durante a gravidez).

9. 营养摄入
9. Ingestão de nutrientes

食品应多样化，特别对哺乳产妇，保证多种营养素摄入才能保证乳汁质量；同时可适当增加汤水摄入，促进泌乳。

A alimentação deve ser diversificada, especialmente para as mães que amamentam. Somente garantindo a ingestão de uma variedade de nutrientes é que a qualidade do leite pode ser garantida. Ao mesmo tempo, a ingestão de sopa pode ser adequadamente aumentada para promover a lactação.

保证每日摄入充分的优质蛋白，如鱼、瘦肉、鸡蛋；多食用富含铁、钙的食物，如每天 500 g 奶制品，500 g 以上新鲜绿叶蔬菜和水果。

Garanta uma ingestão diária suficiente de proteínas de alta qualidade, como peixe, carne, ovos. Coma mais alimentos ricos em ferro e cálcio, tais como: 500 g de laticínios por dia, mais de 500 g de vegetais de folhas verdes frescas e frutas por dia.

10. 母乳喂养
10. Amamentação

世界卫生组织建议：产后 1 小时即可开始哺乳、实施 24 小时母婴同室，坚持纯母乳喂养 6 个月，提倡母乳喂养 2 年以上。

A Organização Mundial da Saúde recomenda que, logo após o parto, a amamentação seja iniciada dentro de uma hora e que a mãe e o recém-nascido devem passar juntos as primeiras 24 horas no mesmo leito. Além disso, também recomenda que a amamentação exclusiva deve ser mantida por 6 meses e a amamentação deve ser promovida por mais de 2 anos.

（1）母乳喂养的优点

（1）Vantagens da amamentação

对产妇的好处：可促进子宫复旧、推迟月经复潮及恢复排卵时间，降低患乳腺癌、卵巢癌的风险。

Benefícios para mulheres em trabalho de parto: pode promover a recuperação uterina, retardar o retorno da menstruação e a retomada do período de ovulação, além de reduzir o risco de câncer de mama e de ovário.

对婴儿的益处：提供全面营养、提高免疫力、促进宝宝神经发育、促进婴儿牙齿及颜面部的发育，可减少宝宝出生后 1~2 年生长迟缓或肥胖的风险，有利于预防成年慢性病的发生，增加母婴感情。

Benefícios para bebês: Fornece nutrição abrangente, melhora a imunidade, promove o neurodesenvolvimento do bebê, promove o desenvolvimento dos dentes e da face do bebê, reduz o risco de retardo de crescimento ou obesidade do bebê nos primeiros 1～2 anos após o nasci-mento, ajuda a prevenir o risco de doenças crônicas adultas e aumenta o afeto das mães e dos bebês.

（2）母乳喂养的方法和注意事项

（2）Métodos e precauções da amamentação

①出生后尽早进行皮肤接触和吸吮，1 小时内开始喂母乳。

① Permitir o contato pele a pele e a sucção o mais rápido possível após o nascimento e iniciar a amamentação dentro de 1 hora.

②母亲应充分保证卫生，清洁双手，并用温水清洗乳房及乳头。选择舒适的体位，哺乳时使宝宝的头和身体保持一条直线，身体贴近母亲，头和颈部得到支撑，鼻尖对着乳头。母亲用手托起乳房，拇指放到乳房上方，其余四指放到乳房下方，用乳头轻触宝宝的嘴唇，直到宝宝张开嘴后将乳头和大部分乳晕放到宝宝口中，注意防止乳房堵住宝宝鼻孔。母亲哺乳的姿势与体位可见图 4。

② As mães devem garantir uma higiene adequada, lavando bem as mãos e lavando as mamas e os mamilos com água morna fervida. Escolha uma posição confortável para amamentar, de modo que a cabeça e o corpo do bebê fiquem em linha reta, o corpo fique próximo à mãe, a cabeça e o pescoço fiquem apoiados e a ponta do nariz fique apontada para o mamilo. A mãe segura o seio com a mão, colocando o polegar em cima do seio e os quatro dedos restantes embaixo do seio, tocando os lábios do bebê com o mamilo até que a boca do bebê se abra e, em seguida, colocando o mamilo e a maior parte da aréola na boca do bebê, tomando cuidado para evitar que o seio bloqueie as narinas do recém-nascido. A postura e a posição da mãe para amamentar o bebê podem ser vistas na figura 4.

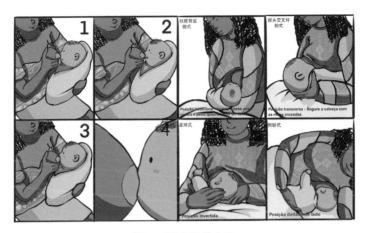

图 4　母乳喂养方法

figura 4　Diagrama das posições e posturas de amamentação

③按需哺乳，一般每次 20～30 分钟，每天喂养次数不少于 8 次。

③ Amamente conforme a demanda do bebê, geralmente por 20 a 30 minutos de cada vez, com não menos de 8 mamadas por dia.

④每次哺乳应当先吸空一侧乳房，再吸吮另一侧。

④ Toda vez que amamentar, você deve esvaziar uma mama antes de sugar a outra.

⑤每次哺乳后应将新生儿抱起轻拍背部 1～2 分钟，排除胃内空气，以防吐奶。

⑤ Depois de cada amamentação, o recém-nascido deve ser levantado e acariciado nas costas por um ou dois minutos para remover o ar do estômago e evitar cuspir leite.

⑥判断新生儿母乳足够的标准：母乳量足够每天喂养 8 次以上，新生儿每日排尿 5～6 次，排便 2～4 次，体重增长及睡眠情况良好。

⑥ Critérios para determinar a adequação do leite materno para recém-nascidos: quantidade suficiente de leite materno para mais de 8 mamadas por dia, os bebês urinam de 5 a 6 vezes por dia, defecam de 2 a 4 vezes por dia e têm bom ganho de peso e sono.

⑦乳胀、少奶及退奶

⑦ Inchaço das mamas, diminuição do leite e retirada de leite

乳胀：乳胀可在哺乳前用湿毛巾热敷 3～5 分钟，并用指腹按摩乳房，最重要的是每日哺乳次数足够，以排空乳房。若乳房胀痛、局部皮温升高，产妇发热，需警惕乳腺炎、乳腺脓肿可能，及时就诊。

Inchaço das mamas: se ocorrer inchaço nos seios, aplique compressa quente com uma toalha úmida por 3～5 minutos antes de amamentar e massageie as mamas com as pontas dos dedo e, o mais importante, amamente várias vezes ao dia para esvaziar as mamas. Se os seios estiverem inchados e doloridos, a temperatura local da pele aumentar e a mãe tiver febre, é preciso estar alerta para a possibilidade de mastite e abscesso mamário. A mastite e os abscessos mamários requerem atenção médica imediata.

少奶：乳汁不足者更应按需哺乳，坚持夜间哺乳；调节母亲饮食，增加营养丰富的汤类摄入，促进乳汁分泌。

Diminuição do leite: mães com leite insuficiente devem amamentar sob a demanda do bebê e insistir na amamentação noturna. Ajuste a dieta materna, aumente a ingestão de sopas nutritivas e promova a secreção de leite.

退奶：停止哺乳时应辅以退奶药物，常用方法有使用生麦芽煎水饮用；口服维生素 B_6（每次 200 mg，一天 3 次，连服 3～5 天）。不推荐使用甾体激素及溴隐亭等激素类药物退奶。

Retirada do leite: quando a amamentação é interrompida, ela deve ser suplementada com medicamentos de retirada. Os métodos comumente usados incluem: uso de decocção de malte cru para beber; vitamina B6 oral (200 mg de cada vez, três vezes ao dia, por 3 a 5 dias). O uso de hormônios esteroides e drogas hormonais, como a bromocriptina, não é recomendado.

⑧乳头皲裂：轻者可继续哺乳，可采用下列方法缓解皲裂。哺乳前用毛巾湿热敷，先挤出少许乳汁，使乳晕变软；喂奶时注意姿势，使新生儿含吮乳头和大部分乳晕；哺乳后可使用少许乳汁涂于乳头和乳晕上发挥保护作用。同时，应注意尽量缩短乳头暴露时间，保持乳头干燥，加强护理。严重皲裂者应停止哺乳。

⑧ Mamilos rachados: em casos leves, a amamentação pode ser continuada, e os seguintes métodos podem ser usados para aliviar as rachaduras: use uma toalha para aplicar compressas quentes e úmidas antes de amamentar e esprema uma pequena quantidade de leite para amolecer a aréola. Preste atenção à postura durante a amamentação, de modo a permitir que o recém-nascido pegue o mamilo e a maior parte da aréola. Após a amamentação, uma pequena quantidade de leite pode ser aplicada ao mamilo e à aréola para desempenhar um papel protetor. Ao mesmo tempo, atenção deve ser dada para encurtar o tempo de exposição do mamilo tanto quanto possível, manter o mamilo seco e fortalecer os cuidados. A amamentação deve ser interrompida em casos de rachaduras graves.

⑨母乳储存：母乳可提前挤出后保存于储奶袋中，但应注意保存时间。常温下保存不超过 4 小时，4℃冰箱内保存不超过 48 小时，-15～-5℃条件下保存不超过 6 个月。使用

时应解冻温热。

⑨ Armazenamento do leite materno: o leite materno pode ser extraído com antecedência e mantido em potes de armazenamento de leite, mas deve-se prestar atenção ao tempo de armazenamento: não mais do que 4 horas em temperatura ambiente, não mais do que 48 horas em um refrigerador de 4°C e não mais do que 6 meses de-15°C a-5°C. O leite deve ser aquecido adequadamente quando usado.

⑩停止母乳喂养的指征：母亲处于传染病急性期、严重器官功能障碍、心理障碍、精神疾病、酗酒、情绪暴怒、需服用特殊药物等。若新生儿乳糖不耐受反复腹泻，也可停止母乳喂养。

⑩ Indicações para a interrupção da amamentação: mães que sofrem de estágios agudos de doenças infecciosas, disfunção orgânica grave, distúrbios psicológicos, doença mental, alcoolismo, explosões emocionais, necessidade de tomar medicamentos especiais, dentre outros. Se o recém-nascido apresentar diarreia repetida por intolerância à lactose, também poderá interromper a amamentação.

11. 产褥期抑郁症
11. Depressão puerperal

产褥期抑郁症是指产妇在产褥期出现持续的情绪压抑症状，自我评价降低，疾病严重者有自杀或杀婴倾向，危害巨大。产褥期抑郁症多发生在产后 2 周内，部分在产后 4 周内。

A depressão puerperal é uma condição na qual a mãe apresenta sintomas persistentes de humor deprimido durante o puerpério, baixa autoestima e, em casos graves, tendências suicidas ou infanticidas, o que é muito prejudicial. A depressão puerperal ocorre dentro de 2 semanas após o parto e, em parte, dentro de 4 semanas após o parto.

诊断标准：必须在具备第（1）（2）两条的同时，满足（3）～（9）条中的 5 条以上的症状。

Critérios de diagnóstico: Deve apresentar ambas as condições (1) e (2) e apresentar cinco ou mais dos seguintes sintomas:

（1）情绪抑郁

（1）Humor depressivo

（2）对全部或多数活动明显缺乏兴趣或愉悦感

（2）Acentuada falta de interesse ou prazer em todas ou na maioria das atividades

（3）体重显著下降或增加

（3）Perda ou ganho de peso significativo

（4）失眠或睡眠过度

（4）Insônia ou sono excessivo

（5）精神运动性兴奋或阻滞

（5）Excitação psicomotora ou distúrbio psicomotor

（6）疲劳或乏力

（6）Fadiga ou fraqueza

（7）遇事均感毫无意义或有自罪感

（7）Sentimentos de falta de sentido ou autoculpa em todas as situações

（8）思维能力减退或注意力不集中

（8）Diminuição da capacidade de pensar ou se concentrar

（9）反复出现想死亡的想法

（9）Pensamentos recorrentes de morte

处理：及时医疗干预，寻求专业帮助。

Tratamento: Intervenção médica imediata e busca de ajuda profissional.

附录：分娩记忆
Apêndice: Recordação do parto

宝宝分娩的日子： ____年____月____日____时____分

Dia do nascimento do bebê:____hora____minuto____dia____mês____ano

宝宝的性别： _____ 宝宝的出生体重： _____kg

Sexo do bebê: _____ Peso ao nascer: _____kg

宝宝的名字： _____

Nome do bebê: _____

妈妈最想说的话： _____

A coisa mais importante que a mamãe do recém-nascido quer dizer:

_____

爸爸最想说的话： _____

A coisa mais importante que o papai quer dizer: _____